BERICHTE ÜBER DIE VERHANDLUNGEN DER SÄCHSISCHEN AKADEMIE DER WISSENSCHAFTEN ZU LEIPZIG

Mathematisch-naturwissenschaftliche Klasse

Band 100 · Heft 5

ROBERT SCHRÖDER

FRAUENHEILKUNDE IN FORSCHUNG UND PRAXIS

1952

AKADEMIE-VERLAG · BERLIN

BERICHTE ÜBER DIE VERHANDLUNGEN DER SÄCHSISCHEN AKADEMIE DER WISSENSCHAFTEN ZU LEIPZIG

Mathematisch-naturwissenschaftliche Klasse

Band 100 · Heft 5

ROBERT SCHRÖDER

FRAUENHEILKUNDE IN FORSCHUNG UND PRAXIS

1952

AKADEMIE-VERLAG · BERLIN

Vorgetragen in der Sitzung vom 19. April 1952
Manuskript eingeliefert am 19. April 1952
Druckfertig erklärt am 19. 8. 52

Erschienen im Akademie-Verlag GmbH., Berlin NW 7, Schiffbauerdamm 19
Veröffentlicht unter der Lizenznummer 1217 des Amtes für Literatur und Verlagswesen der Deutschen Demokratischen Republik
Satz und Druck von Druckerei Fortschritt Erfurt (K/V/4/59-1)
Bestell- und Verlagsnummer 2027/100/5
Preis DM 1.35
Printed in Germany

FRAUENHEILKUNDE IN FORSCHUNG UND PRAXIS

Ein jeder weiß, daß unsere moderne Frauenheilkunde zwei sehr verschiedenartige Fachgebiete umfaßt: die Geburtshilfe und die Sorge um die gesunde und erkrankte Frau außerhalb der Fortpflanzung. In vielen, besonders angelsächsischen Ländern, sind diese Arbeitsgebiete materiell wie auch personell völlig getrennt, in Deutschland empfinden wir jedoch die vielen Überschneidungen und die oft sehr nahen Gegenseitigkeitsbeziehungen dieser beiden Arbeitsgebiete als so groß und wichtig, daß sie fast stets miteinander in einer Klinik vereinigt sind. Ich möchte einige Probleme aus jedem dieser beiden Fachgebiete kurz vor Ihnen aufzeigen, um damit zugleich den Dank an unsere Sächsische Akademie für die große Hilfe bei verschiedenen Arbeiten unserer Klinik abzustatten.

Die Geburtshilfe ist so alt wie die bewußt lebende Menschheit überhaupt, selbst bei primitivsten Völkern findet man Vorschriften oder Gebräuche für die Hilfe bei der Entbindung. Vorübergehend lag in der Antike die Geburtshilfe in Händen auch von Ärzten, es gibt aufschlußreiche Schriften aus griechischer, römischer und arabischer Zeit. Die eigentliche Praxis aber wurde von Frauen ausgeübt, die selbst schon Erfahrung im Gebären hatten oder eine gewisse Ausbildung bei berufsmäßig zu Geburten hinzugezogenen Frauen erfahren hatten. Die Leistungen in der geburtshilflichen Praxis waren oft erstaunlich gute, obgleich manches abergläubisches Brauchtum und harmlose Arzneien, Weihräuchereien usw. angewandt wurden; maßgebend war jedoch, daß den eigentlichen natürlichen Vorgängen weitgehend Spielraum gelassen und mit vorgefaßten, besserwissenden Meinungen und Vorstellungen in den normalen Ablauf nicht oder nur ausnahmsweise eingegriffen wurde. Erst als seit der Renaissance der Buchstaben- und Schriftenglaube durch selbständig erworbene Erfahrungen zunächst auf anatomischem und später physiologischem Gebiet langsam überwunden wurde, gewannen um wissenschaftliche Erforschung bemühte Ärzte zunächst in England und Frankreich, später dann in Deutschland mehr und mehr Einfluß. Der Geburtsvorgang wurde zunehmend besser im einzelnen erkannt; damit mancher abweichender Prozeß rektifiziert und so die Resultate für Mutter und Kind verbessert. Die Erfindung bestimmter geburtshilflicher Operationen, so z. B. die Richtiglagerung des ungünstig liegenden Kindes und vor allem die geburtshilfliche Zange zur Überwindung gewisser Gefahren waren wichtige Etappen im Aufbau des Faches. Vorübergehend wurde durch Vorwitz und Eitelkeit ein falscher, viel zu häufiger Gebrauch von diesen neuen, an sich heilsamen Erfindungen gemacht, aber die rasch eintretenden Mißerfolge zügelten die operative Voreiligkeit und führten dazu, streng umrissene, durch den Erfolg vieler Ärzte-Generationen geheiligte Schulregeln für die Anwendung dieser geburtshilflichen Operationen aufzustellen, an die jeder Arzt gebunden ist, wenn er nicht straucheln will. Maßgebend für geburtshilfliches Handeln ist eine exakte Erkennung des jeweiligen Sachverhaltes; dabei spielt das feinfühlige Ertasten der Einzelheiten eine große Rolle. Der Möglichkeiten sind viele, nur muß der richtige zur Diagnose geeignete, aber auch ungefährliche Weg gewählt werden; die dem Durchtritt des Kindes vorbehaltenen Organe selbst dürfen nur unter ganz besonderen Voraussetzungen zur Klärung der Sachlage benutzt werden. Die große Tragik der Semmelweis-Zeit hat hier eine schmerzhafte Korrektur bester ärztlicher Hilfsbereitschaft gebracht; durchschnittlich 10% der gebärenden Frauen einer großen Wiener Klinik mußten an Kindbettfieber sterben, weil der Student seine erste Arbeitsstunde mit Leichensektionen verbrachte und die zweite im Gebärsaal und in den Wochenzimmern. Aber auch außerhalb dieser besonderen Verhältnisse lag die mütterliche Sterblichkeit ganz allgemein bis in die zweite Hälfte des 19. Jahrhunderts um 1—2%, man bedenke bei einem normalen Naturvorgang, bei den krankhaften Störungen wesentlich höher.

Die Entdeckung des hochleistungsfähigen Mikroskops, die Entdeckungen der Mikroorganismen, für unser Gebiet der Wundeitererreger besonders durch Robert Koch und andere, die Ausarbeitung der Anti- und später der Asepsis, gestalteten auch die Geburtshilfe um. Heute dürfen klinische Geburten nur unter sorgfältiger Beachtung aller aseptischen Vorschriften vor sich gehen mit vollster Desinfektion aller mit der Frau in Berührung kommenden Gegenstände, so daß die Geburt soweit als möglich völlig natürlich abläuft. Die Indikationen zu operativen Eingriffen sind außerordentlich gründlich und kritisch zu stellen und unter gleichen Bedingungen wie irgendeine kleine oder große chirurgische Operation auszuführen. Der Erfolg ist, daß das Kindbettfieber bei rechtzeitigen Geburten auf 1—2 ‰ abgesunken ist, nur noch bei Fehlgeburten, die durch Einspritzung provoziert wurden, zeigen sich lebensgefährliche Entzündungen und Todesfälle, wiederum wegen Einbringen böser und gefährlicher Wundeiterkeime in die Geburtswege. „Die Gefahr im Wochenbett kommt von außen", dieser Satz galt lange Zeit uneingeschränkt und gilt auch heute. Jedoch müssen wir ihn noch etwas verfeinern. Wir wissen schon sehr lange, daß die unteren Geburtswege stets mit Keimen aus der Umwelt besiedelt sind; solche sind zumeist unschädlich, vielfach sogar ausgesprochen nützlich in Abwehrstellung gegen bösartige Mikroorganismen. Jedoch kann aus eiternden Wunden, Scharlach, Diphtherie usw. durch Austrocknen zu Staub das Lebensmilieu der schwangeren oder gebärenden Frau mit bösen, angriffsfähigen Keimen besiedelt werden, diese können trotz der biologischen Abwehr in die unteren Genitalwege eindringen und dort wieder zur Vermehrung und Entfaltung ihrer Fähigkeiten kommen. Inwiefern eine bösartige Keimbesiedlung zur gefährlichen Auswirkung kommt, hängt dann davon ab, ob Mikroorganismen überhaupt auf die obere Gebärmutterwunde gelangen. Hier setzt eine unserer Forschungsarbeiten ein. Mein früherer Mitarbeiter, Herr Dr. Jüptner, hat unter finanzieller Hilfe der Sächsischen Akademie in mühsamen und äußerst sorgfältigen, subtilen Untersuchungen nachweisen können, daß die große innere Gebärmutterwunde, die stets nach Austreibung des Kindes und Ausstoßung der Plazenta und der Eihüllen entsteht, vom vierten bis sechsten Tag nach der Geburt mit Keimen aus den unteren Geburtswegen besiedelt wird. Der Einwand, daß solche Keime durch das Nachweisverfahren in die oberen Abschnitte hinaufgebracht wurden, läßt sich dadurch entkräften, daß dann auch die nach dem sechsten Tag entnommenen Wundsekrete der Gebärmutter entgegen der gemachten Feststellung Keime enthalten müßten, da infolge rascher Wiederverengerung der mittleren Gebärmutterabschnitte das Hinaufschieben von Sekreten aus den unteren in die oberen Teile zunehmend leichter möglich ist. Wir stellen also die fundamental wichtige Tatsache fest, daß die Gebärmutter nach der Geburt mit Keimen aus den unteren Teilen des Gebärweges besiedelt wird, in normalen Fällen (über 80%) nur für ca. 3 Tage, in den übrigen länger; es hängt demnach alles von der Qualität und den Fähigkeiten der Keime ab. Die meisten dieser Keime sind, wie gesagt, ebenso wie in der engeren und weiteren Umwelt harmlos, der Wochenbettverlauf in 83—85% völlig fieberfrei und normal, in 10—12% entstehen geringe kurzfristige Fieber durch bakterielle Zersetzungsprozesse und nur in 1—2% kommen schwerere Komplikationen durch angriffsfähige Keime zur Auswirkung. Todesfälle im Sinne des Kindbettfiebers gehören heute zu den großen Seltenheiten. Das ist der Erfolg der streng aseptischen Durchführung jeglicher Geburtshilfe; Ärzte und Hebammen werden intensiv darin geschult. Nicht nur die Klinik vermag diese Voraussetzungen und Forderungen zu erfüllen, auch bei der Entbindung in der ärmsten Hütte lassen sich ausreichende aseptische Bedingungen schaffen. Die Gefahr, die aus der Entbindungshilfe selbst entstehen kann und früher verhältnismäßig groß war, ist heute so gut wie gebannt; nur Unglücksfälle, entstanden durch Aufnahme von Keimen aus fiebererfülltem Krankheitsmilieu, zeigen besonders deutlich, wie unser Lebensmilieu zugleich unser Schicksal ist.

Das Hebammengesetz, nach dem nur approbierte Ärzte und approbierte Hebammen Geburtshilfe treiben dürfen und das

Gesetz „Mutter und Kind“, das die fürsorgerischen Maßnahmen in großzügiger Weise festlegt, tragen in hohem Maße dazu bei, die körperlichen Kräfte der Mutter wieder herzustellen und das Gedeihen des Kindes bestens zu fördern.

Der Geburtsvorgang selbst ist ein völlig normales Naturgeschehen, für das der weibliche Körper bestens eingerichtet ist. Jedoch in ca. 3—4% der rechtzeitigen Geburten entwickeln sich eine Reihe gefährlicher Schwierigkeiten. Nur einige besonders bemerkenswerte Ereignisse mögen herausgegriffen werden.

Zunächst die gefahrvollen Blutungen am Ende der Schwangerschaft und unter der Geburt, deren Ursachen durch ungünstigen Sitz und unzeitige Ablösung der Plazenta, des so besonders wichtigen und unentbehrlichen Ernährungsorgans der Frucht im Mutterleibe, gegeben sind; viele Generationen von Geburtshelfern haben sich bemüht, die Gefahr auf das geringste Maß zu bringen. Durch Einführung der chirurgischen Geburtshilfe, d. h. der Herausnahme des Kindes aus der Gebärmutter durch die Bauchdecken hindurch, können wir auch die gefährlichsten Komplikationen dieser Art gut beherrschen. Voraussetzung ist nur, daß diese Komplikationen in einer gut eingerichteten Fachklinik genügend frühzeitig zur Behandlung kommen.

Große Bedeutung hat auch das räumliche Mißverhältnis des zu gebärenden Kindes zum Beckenraum. Wir nennen dieses klinische Bild „das enge Becken“. Bedingt kann es sein durch ein zu großes Kind bei normalem Becken oder wesentlich häufiger durch das verengte Becken bei normalgroßem Kind. Die Zahl der Frauen mit verengtem Becken ist im Laufe der letzten wenigen Jahrzehnte weniger gworden; das ist das Verdienst der Kinderärzte, die durch die Prophylaxe der Rachitis und Vermeidung der schwereren Ernährungsstörungen in der kindlichen Wachstumsperiode die verderblichen Ausbildungsmängel des kindlichen Beckens, die vielfach der Grund für das spätere verengte Becken waren, sehr stark reduziert haben. Abgesehen von der geringer gewordenen Häufigkeit des verengten Beckens ist aber auch die Erkennung des Mißverhältnisses zwischen Geburtsobjekt und

Becken erheblich verfeinert durch die geburtshilfliche Röntgenaufnahme. Sie zeigt uns die wichtigen Maße von Kind und Becken auf Millimeter genau, so daß wesentlich exakter die Situation erfaßt werden kann. Schwere, oft lebensgefährliche geburtshilfliche Komplikationen, wie sie früher beim stärker verengten Becken unvermeidlich waren, können wir heute weitgehend umgehen und zum guten Ende führen, wenn die Patienten zu rechter Zeit und in gutem Zustand in die Hände eines erfahrenen Arztes kommen. Die Entscheidung, ob der natürliche Geburtsweg oder der Umweg durch die Schnittentbindung von oben her gewählt wird, kann in Grenzfällen nur ein geübter Geburtshelfer fällen; das Röntgenbild ist ihm dabei eine gute und exakte Hilfe. Schädigungen des Kindes durch die Röntgenstrahlen sind im hier gegebenen Rahmen allerhöchst unwahrscheinlich, wie sorgfältigste Messungen durch kompendöse Dosismesser, deren Beschaffung uns nur durch die Hilfe der Sächsischen Akademie möglich war, ergaben. Die wirksame Dosis überschreitet das Maß von 1 r nicht. In den Vereinigten Staaten werden viel mehr Röntgenbilder unter der Geburt gemacht, auch Stereoaufnahmen. Das allerdings halten wir für unberechtigt und nicht ungefährlich. Dort werden auch nach neueren Publikationen 90% aller Geburten in Kliniken erledigt. Die Frequenz der Zangenentbindung ist unwahrscheinlich hoch, sie liegt in USA vielfach bei 80% und darüber, während sie bei den in Deutschland geltenden Indikationen 5—6% nicht zu übersteigen braucht. Auch die Schnittentbindungen sind dort sehr viel häufiger als bei uns, sie erreichen mancherorts 10% und mehr, während sie hier 2% nicht weit übersteigen, wenn wir alle zur Schnittentbindung treibenden Komplikationen einschließen. Dabei sind unsere Erfolge keinesfalls schlechter, sondern im speziellen mindestens gleichwertig, auf die spätere Gesundheit gesehen jedoch wesentlich besser. — Die Gefahrenquote der Schnittentbindung unter Einschluß der Eigengefahr, die durch das zur Operation drängende Grundleiden gegeben ist, ausgedrückt durch Sterbeziffer, darf 1% der Operierten nicht überschreiten. Das war noch bis vor wenigen Jahren anders.

Neue Narkoseverfahren, wie die Peridural-Anaesthesie, und der Penicillinschutz gegen Keiminfekte, dazu rechtzeitige Bluttransfusionen und andere Hilfen haben große Fortschritte gebracht.

Die Gefahren durch ungünstige Kindslagen für Mutter und Kind haben schon frühere Ärztegenerationen zu überwinden vermocht; dieses Erbe der Väter und Großväter bewahren wir sorgfältig und geben es den Jüngeren in der Exaktheit und Strenge der erprobten Anschauungen weiter. Das Gleiche gilt für die Kindsgefahren im letzten Geburtsabschnitt und für die Regeln zur Bekämpfung der Blutungsgefahren unmittelbar nach Entbindung des Kindes.

Ein ganz besonderes Forschungsgebiet hat sich um die Frage entwickelt, wie der Frauenkörper mit den Aufgaben, die die Schwangerschaft ihm stellt, fertig wird. Es ist bekannt, daß drei Abschnitte sich deutlich abheben: Zunächst während der ersten vier Monate muß sich der Körper an die noch nicht großen, aber neuartigen Aufgaben gewöhnen. Der Keimling und seine von ihm selbst gebildeten Hilfsorgane zwingen den Mutterkörper mehr und mehr in seinen Dienst. Bei den niederen und den größeren eierlegenden Tieren ist mit der Eierablage ein wesentlicher Teil der körperlichen Leistung vollbracht, das Ei bekommt teils schon vom Eierstock, teils von den Ausführungsorganen die ganze Nahrungsmasse mit, die es zu seiner selbständigen Entwicklung unter Mithilfe der Brutwärme braucht. Das ausgeschlüpfte Jungtierchen ist weitgehend selbständig. Auch der Säugetierkeimling, einschließlich dem menschlichen, bekommt eine sehr kleine Menge Wegzehrung mit, die aber nur soweit reicht, bis der Keimling in den Brutabschnitt der Gebärmutter hineingelangt ist und sich dort in die vorbereitete Gewebsschicht einzunisten vermag. Von nun an muß die Mutter dem vom Embryo frischgebildeten Ernährungsorgan der Plazenta alle Nahrung: Aminosäuren, Zuckerstoffe, Fette, Wasser, Salze, Vitamine usw. zuführen, damit der Keimling seinen Körper selbständig aufbauen kann. Sie muß diese Nahrungsstoffe deshalb von ihrem eigenen Nahrungsbedarf abzweigen. In den ersten vier Monaten sind solche Ansprüche gering, aber alle Organe müssen darauf vorbereitet werden, mehr zu leisten. Zunächst wird der gesamte vegetative und vasomotorische Apparat des Körpers zu erhöhter Bereitschaft gebracht, die Drüsen, deren Sekrete in kleinster Quantität bestimmte Organfunktionen anregen, die sogenannten Drüsen mit innerer Sekretion, vermehren ihre Tätigkeit erheblich: die Schilddrüse, die Nebenniere, die Nebenschilddrüse, der Inselapparat werden angespornt; ihr Steuerungsorgan, der Vorderlappen des Hirnanhangs, ändert seine Aufgaben, da der Eierstock allmählich seine hormonale Tätigkeit einstellt und an seine Stelle eine innere Drüsenfunktion der Plazenta tritt. Diese spezifisch genitalen Aufgaben überläßt der Hirnanhang nunmehr für die Schwangerschaftszeit der Plazenta und konzentriert sich offenbar auf die anderen Aufgaben.

Gewöhnliche und besondere klinische Zeichen lassen sich aus diesen Funktionsumstellungen erklären. Die Forschungen über dieses sehr subtile Arbeitsgebiet werden durch eine gemeinsame Arbeit mehrerer Ärzte unserer Klinik weitergeführt.

Die zweite Phase ist die sogenannte Toleranzzeit vom 5. bis 8. Monat. Jetzt ist der Körper der neuen, langsam größere Anforderungen stellenden Aufgabe gewachsen. Zumeist volles Wohlbefinden, freudige, hoffnungs- und erwartungsvolle Stimmung, Stolz auf die Mutterschaft beherrscht die Zeit.

Die dritte Phase läßt zunehmend die Last der Aufgabe bemerken. Schon das Gewicht von Frucht und Fruchthalter, die Änderung von Haltung und Gang, Herabsetzung der Leistungsfähigkeit, Müdigkeit, Belastung des Kreislaufs durch Einschalten des großen Plazentakreislaufes, Zunahme der zirkulierenden Blutmenge um 1 Liter, die Erhöhung der einzelnen Herzleistung um 10%, der Minutenleistung um 20%, die Besonderheiten der Sauerstoffversorgung und Kohlensäureabfuhr — das nur ein paar Probleme.

Besonders bedeutungsvoll ist die Stoffwechselfrage. Das Kind nimmt im letzten Monat pro Tag 30—35 g an Gewicht zu. Wieviel muß das Kind zugeführt bekommen, um diesen Ansatz zu bewerkstelligen? Diese Stoffwechselfragen sind in vielen Untersuchungen bearbeitet. Auch meine Mitarbeiter, besonders Dr. Kyank, haben sich, unterstützt von den Mitteln unserer Akademie, in einer Reihe von Einzelarbeiten besonders mit dem Eiweißstoffwechsel beschäftigt. Eine kurze Andeutung dieser Resultate möge hier einen Blick in diese Werkstatt zeigen.

„Den Untersuchungen lagen zwei Fragen zugrunde: Es sollten erstens die Oxydationsverhältnisse bei Frauen mit Schwangerschaftstoxikosen und zweitens der Einfluß des Nahrungseiweißes auf die Oxydationslage bei Toxikosen untersucht werden. Als Methode zur Untersuchung der Oxydationsverhältnisse dienten die Bestimmungen des sogenannten Neutralschwefels im Urin und des sogenannten Bickelschen Harn-Oxydationsquotienten, der durch das Verhältnis von Vakat-O durch N ausgedrückt wird. Unter dem Vakat-O versteht man hierbei die Menge an Sauerstoff in Gramm, die nötig ist, um sämtliche oxydablen Substanzen im Urin zu oxydieren. Bei den Schwangerschaftstoxikosen wurde auf diese Weise besonders bei stark ödematösen Formen zu Beginn der Kliniksbehandlung eine schlechte Oxydationslage gefunden, die sich nach einigen Tagen unter Bettruhe und Rohkost besserte. Danach erhielten die Patientinnen eine salzarme Kost mit qualitativ hochwertigen Nahrungseiweißen. Unter der Eiweißzufuhr trat eine weitere Besserung der Oxydationsverhältnisse ein, d. h., der Neutralschwefelanteil von der Gesamtschwefelausscheidung wurde kleiner und auch die Oxydationsquotienten verbesserten sich weiter. Es wurde daraus geschlossen, daß Frauen mit Schwangerschaftstoxikosen nach anfänglicher Bettruhe und einigen Rohkosttagen durchaus in der Lage sind, das ihnen zugeführte hochwertige Nahrungseiweiß — zumindestens in quantitativer Hinsicht — zu oxydieren. Wir geben den konservativ zu behandelnden Schwangerschaftstoxikosen daraufhin mit gutem Erfolg nach einigen Rohkosttagen eine salz- und flüssigkeitsarme Diät, die ca. 68 g Eiweiß, 38 g Fett und 300 g Kohlehydrate enthält, wobei der Na- und Cl-Gehalt besonders niedrig gehalten wird“.

Untersuchungen meines früheren Oberarztes, Prof. Lax, hatten Kenntnis gebracht von den eigenartig hohen Hormonwerten des Follikelhormons und der beiden Kompetenten des auf die Geschlechtsorgane bezüglichen Hypophysenvorderlappenhormons, das in späteren Schwangerschaftsmonaten von der Plazenta geliefert wird. Anstieg und Abfall zu verschiedenen Zeiten und in wechselnden Ausmaßen spielen in den Deutungen der Vorgänge eine große Rolle, ihre Bedeutung ist jedoch z. Z. noch nicht ganz zu übersehen.

Alle diese Einzelfeststellungen sind nun nicht nur rein theoretisch und interessant, sondern von grundlegender Wichtigkeit für das Verständnis der immer noch gefährlichsten Schwangerschaftserkrankung, des Komplexes der Schwangerschaftstoxikosen. Ca. 96% aller schwangeren Frauen sind an die großen Aufgaben der Schwangerschaft angepaßt, ohne Schaden oder besondere körperliche Störungen über das normale Maß hinaus zu zeigen. In ca. 3—4% jedoch finden sich Gewebsanschwellungen durch Wasseraufnahme, Eiweißausscheidung im Urin und Blutdruckerhöhung. In 1/3 dieser Fälle kann man Gewebsschäden in den Nieren oder der Leber und auch in anderen Organen sehr verschiedenen Ausmaßes nachweisen, von leichten Störungen bis zur völligen Zerstörung und Auflösung der Organsubstanz, natürlich mit nachfolgendem Tod in den schwersten Fällen. In ca. 0,5—0,8% aller Frauen im 9. und 10. Schwangerschaftsmonat (je 28 Tage gerechnet), unter der Geburt und in den ersten drei Wochenbettstagen, erleben wir schwere Krämpfe, die den epileptischen und urämischen sehr ähnlich sind = die Eklampsie. Die Krämpfe entstehen auf dem Boden der Schwangerschaftstoxikose, zum großen Teil durch Hirndruck infolge Wasseransammlung im Hirngewebe und durch Blutdruckkrämpfe, möglicherweise auch durch Wirkung von schädlichen Stoffen auf bestimmte Hirnzentren. Die Gefahr dieser Eklampsie ist groß, 10—15% dieser Kranken gehen zugrunde. Oberster Grundsatz der Therapie muß sein, diese schwere, lebensgefährliche Komplikation der Toxikosen zu vermeiden. Dazu ist Aufnahme in die Klinik schon bei beginnenden Zeichen nötig. Bettruhe zur Ausschaltung der Eigenarbeit und des daraus entstehenden Stoffwechselanspruches des Mutterkörpers, wasserarme, salzarme, kohlehydratreiche Nahrung und besondere, qualitativ hochwertige Eiweißzufuhr, zeitweise Rohkost, sorgfältige klinische Überwachung — das sind die Kardinalprinzipien. Jene oben kurz gestreiften Stoffwechselarbeiten sind wichtig gewesen und auch zur Ergänzung noch weiterhin wichtig, Eiweißzufuhr, Kohlehydratzugabe, Salz usw. in ihren Wirkungen im toxischen Körper zu verfolgen. In klinischer Behandlung gelingt es fast immer, das gefährliche eklamptische Stadium zu vermeiden. Über die Ursachen dieser Toxikose gibt es sehr viele, verschiedene Anschauungen. Wir glauben, daß diese ca. 3% der Schwangeren den hohen Ansprüchen der Kindsernährung nicht gewachsen sind; ihr Stoffwechselgeschehen reicht nicht aus, um die vermehrt im Umlauf begriffenen Stoffe restlos auf den normalen Verwendungs- und Abbauweg zu führen. Wir glauben, daß ungenügend verarbeitete Reststoffe übrig bleiben, die toxisch wirken. Diese Stoffe sind zweifellos nicht einheitlich; eine gefäßwandschädigende und eine besondere Gewebe wie Niere und Leber angreifende chemische Komponente glaubt man unterscheiden zu können. Ob diese Stoffe aus den Eiweißabbau-Produkten entstehen, also wohl Aminosäuren besonderer Art sind oder ob auch aus der Fettreihe Ketostoffe in Betracht kommen, das bleibt offen. Hier gibt es sehr viel zu arbeiten, manche Fragestellung drängt sich auf, manches ist projektiert. Wir hoffen weiter auf die Hilfe der Sächsischen Akademie.

Noch von zwei weiteren Problemen möchte ich kurz berichten. Das erste betrifft die Gefahr für das Kind, wenn bestimmte Bluteiweißkörper bei Mutter und Vater nicht miteinander stimmen. Diese Eiweißkörper sind an das rote Blutkörperchen gebunden und heißen Rh-Körper, nach dem Rhesus-Affen, der bei der Entdeckung dieses Körpers eine wichtige Rolle gespielt hat. Die Rh-Körper lassen sich im Blutstropfen nachweisen. 1948/49 hat Herr Dr. Jüptner an unserer Klinik und für die Ärzte der

Stadt den Rh-Nachweis aufgebaut, auch den Antikörpernachweis. Ist die Mutter Rh-positiv, dann ist von Seiten des Rh-Körpers keine Gefahr zu erwarten; ist die Mutter Rh-negativ, besitzt sie also diesen Körper nicht, dann kommt es auf das Verhalten des väterlichen Blutes an. Ist der Vater auch Rh-negativ, dann ist alles in Ordnung, ist aber der Vater Rh-positiv, dann wird auch zumeist das Kind Rh-positiv. Dann geht der Rh-Körper vom Kind durch die Plazenta auf die Mutter über, die Mutter bildet Gegenstoffe gegen diesen Eiweißkörper. Die Gegenstoffe der Mutter können, wenn sie genügend reichlich vorhanden sind, wieder auf das Kind übergehen und richten dann im Kinde schweren Schaden, z. B. im Blutbildungssystem, an, an dem das Kind meist zugrunde geht. 15% der Menschen sind Rh-negativ. Diese Situation ist viel komplizierter, als sie hier so kurz dargestellt werden kann; aber das eine geht aus diesen Andeutungen hervor, daß bei Schwangeren der Rh-Faktor untersucht werden muß. Nachdem die Sächsische Akademie die Vorarbeiten für dieses Speziallaboratorium ermöglicht hat, sind nunmehr im Etat entsprechende Mittel für die routinemäßige Durchführung dieser Arbeiten bereitgestellt. Die Zahl der monatlichen Untersuchungen dieser Art beträgt ca. 1000.

Das zweite Problem ist noch sehr im Werden, es betrifft die Toxoplasmose, ein kleines Mikrolebewesen, das von Tieren (besonders dem Hund) übertragen wird. Es gibt akute und chronische Formen, die sich durch besondere Teste erkennen lassen. Wird eine Frucht im Mutterleib frühzeitig durch die Plazenta hindurch infiziert, dann sollen Spalt-Fehlbildungen am kindlichen Hirn oder Rückenmark entstehen, die zumeist mit dem kindlichen Leben nicht vereinbar sind.

Über Häufigkeit und Größe der Gefahren läßt sich noch nicht viel sagen, es sei denn, daß Mißbildungen der genannten Art in ungefähr 3/4 bis 1% aller Entbindungen vorkommen. In enger Zusammenarbeit mit dem Hygiene-Institut werden diese Forschungen weitergeführt.

Überblickt man das kurz Vorgetragene, so drängt sich die

Frage auf, sollte nicht eine gründliche ärztliche Betreuung aller schwangeren Frauen die günstigen und die gefährdeten Schwangerschaften rechtzeitig erkennen können. Dieser Gedanke ist mit Hilfe der Dezernate des Gesundheitswesens in Gestalt der Schwangeren-Betreuungsstellen erfüllt. Der größte Teil der Schwangeren wird dort erfaßt. Hier wird neben allen anderen Aufgaben auch das Verhalten des Rh-Faktors bestimmt und besonders die Frage der Geschlechtskrankheiten, besonders der frischen oder auch längst latent gewordenen Syphilis in der Schwangerschaft durch Blutuntersuchung verfolgt, ebenso auch der Kombination der Schwangerschaft mit Lungenerkrankung oder Herzstörungen große Aufmerksamkeit gewidmet und schließlich die geburtshilfliche Situation gründlich geklärt. Sodann kann man die Frauen, die Klinikentbindung dringend brauchen oder andere, bei denen Klinikentbindung erwünscht ist, von denjenigen trennen, die eine normale Entbindung bei genügenden Wohnverhältnissen mit Hilfe einer guten Hebamme auch zu Hause erledigen können.

Ebenso wie die Geburtshilfe voller Probleme steckt, die im Interesse von Mutter und Kind eine Lösung fordern und finden, so gibt auch Leben, Gesundheit und Krankheit der Frau außerhalb der Fortpflanzungsperioden eine große Summe von Fragen auf. Wir können hier nur einige wichtige Kapitel der Gynäkologie im engeren Sinne anführen und wenige etwas genauer beleuchten.

Bemerkenswert ist, daß nicht-gravide Frauen erst seit ca. 80—90 Jahren genauer untersucht werden dürfen, da eine Entblößung und Berührung des Körpers durch den Arzt durch das persönliche Abwehrgefühl und durch den kirchlichen und weltlichen Sittenkodex streng verpönt war. Jedoch absoluteste Objektivität und vor allem der sehr bald deutlich werdende Erfolg in der Erkennung und Behebung von krankhaften Störungen vermochten die Vorurteile zu beseitigen. Die erst damals gefundene, auch heute maßgebende Untersuchungstechnik hat die fast unübersehbare Fülle der Störungen im Bau der Unterleibsorgane zur Kenntnis gebracht. Die auf Erkenntnissen der

Bakterienkunde fußende Asepsis hat dann die operative Korrektur oder Beseitigung so vieler Abweichungen vom normalen Zustand ermöglicht, die normale und pathologische Anatomie hat unser Wissen über normalen und krankhaften Bau der Organe fundiert und bereichert. Die Kenntnis der abweichenden Lagerung der Organe, der entzündlichen Prozesse in ihrem günstigen oder gefahrbringenden Ablauf, der gutartigen Geschwulstbildungen des Eierstocks und besonders der Gebärmutter, der Entwicklungsstörungen und daraus sich ergebenden Fehlbildungen — alles dieses hat uns die gründliche und sachliche Durcharbeitung des uns zugegangenen Krankengutes während mehrerer Jahrzehnte vermittelt. Aus diesen Erfahrungen erwuchsen dann auch die Forschungen über die Periodizität der Frau in der Zeit ihrer weiblichen Blüte. Erst knapp 40 Jahre wissen wir über diese so wichtigen Funktionen praktisch ausreichend Bescheid. Man hat vorher immer nur von einem Reinigungsprozeß der Frau gesprochen, das ist eine Fehlanschauung; der Körper hat viel bessere Methoden, unbrauchbare, evtl. schädlich werdende Schlackenstoffe unwirksam zu machen und zu entfernen. Die periodischen Prozesse sind vielmehr je einzeln Vorbereitungsstadien für eine Schwangerschaft. Schon anfangs wurde die Eizelle erwähnt; sie ist das Juwel unter den Körperzellen als Träger der Erbmasse. Sie tritt erst hervor, wenn der Körper des weiblichen Kindes soweit ausgereift ist, daß er die Aufgaben von Schwangerschaft, Geburt und Wochenbett leisten kann. Von der Gruppe der Eizellen und ihrer Trabanten werden unter Führung der Hypophysensteuerung Wirkstoffe, sogenannte Hormone, ins Blut gegeben; sie sorgen für die rechtzeitige Ausreifung des Körpers und für das Erblühen zum reifen Mädchen. Erst jetzt stellen sich reifwerdende Eizellen bereit und bewirken die Ausgestaltung der Innenschicht der Gebärmutter zum Eieinnistungsbett. Eine zweite Drüse, der Gelbkörper, entwickelt sich aus dem Ei-Follikel und richtet das Eibett für die Aufnahme durch Anregung von Nahrungsstoffbildung her, mildert dabei auch die Kontraktionsbereitschaft des Gebärmuttermuskels.

Ist keine männliche Keimzelle zur Imprägnation der Eizelle bereit, ist also das dargebotene Ei nicht befruchtet, dann bricht dieser Bereitschaftsprozeß ab, das Eieinnistungsbett zerfällt und läßt eine Wunde auf der Innenfläche der Gebärmutter zurück. Hieraus blutet es. Aus der Länge der Perioden, aus der Dauer der Blutung, d. h. der Wundheilung in der Gebärmutter, aus der Stärke des Blutverlustes und aus den Begleiterscheinungen ergibt sich eine große Mannigfaltigkeit des klinischen Geschehens, die uns aus der Kenntnis der Funktionsgrundlagen für die Anforderungen der Praxis zumeist zu beherrschen gelingt. Diese Forschungen liegen schon weit vor dem Zeitraum des letzten Jahrzehnts, aber sie sind Basis und Anfang vieler Spezialgedankengänge, die sich aus dem täglichen Erleben ergeben. Sie waren uns besonders wichtig, als Prof. Sommer und Dozent Dr. Aresin die Einwirkung sozialer Faktoren, vor allem der beruflichen Arbeit auf die Gesundheit der Frauen in kollektiven Forschungen studierten. Als allgemein gültiges Ergebnis zeigte sich, daß die Arbeitswahl der körperlichen Leistungsfähigkeit angepaßt sein soll und bei der Berufsberatung und Einstelluntersuchung eine wichtige Rolle spielt. Einseitige Arbeitsweisen machen geistige und muskuläre Ermüdung, sie müssen durch Ausgleichsbetätigung normiert werden; zumeist frische Luft und Muskeldurcharbeitung im einfachen Sport. Frauen, deren periodischer Wechsel leicht Störungen zeigt, sollen günstige Arbeitsplätze bekommen. Alles in allem aber bringt berufliche Arbeit dem Körper und seinen Funktionen keinen Schaden, im Gegenteil, die Leistung und die Verdienstmöglichkeit steigern das Persönlichkeitsgefühl und damit die Lebensfreude. Schwierig wird das Problem, wenn neben dem Beruf die oft schweren Pflichten der Hausfrau stehen; dann entwickeln sich leicht Überanstrengung und Ermüdung, der Ausgleich fehlt, Unzufriedenheit mit der Leistung bringt Mißmut, Funktionsstörungen in der Körperstatik, in der Blutverteilung durch die Blutgefäße, Störungen in der Periodizität usw. sind häufige Folgen. Hier kommt dann alles auf gute Disposition und gründliche Beurteilung der Gesamtleistungsfähigkeit, Schaffen von Hilfen und Erleichterungen usw. an.

Auf die für das Wohlbefinden der Frau so wichtige Körperstatik, besonders das funktionelle Verhältnis von Bauchwand und Rückenmuskulatur und auf die aus Insuffizienzen dieser Muskelbeziehungen entstehenden, oft qualvollen Körperhaltungsschäden kann hier nur hingewiesen, aber nicht eingegangen werden.

Je mehr man in die Spezialphysiologie der periodischen Vorgänge eindringt, um so komplizierter werden die funktionellen Verflechtungen, an denen alle Drüsen mit innerer Sekretion, also Schilddrüse, Nebenschilddrüse, Inselapparat, gesteuert vom Hirnanhang, beteiligt sind. Vor allen werden in jüngerer Zeit die Einzelwirkungen der Nebenniere und der sogenannten 17-Ketosteroide studiert mit mancherlei vielversprechenden Ansätzen. Diese Untersuchungen führen in die Frühschwangerschaft hinüber, die noch verhältnismäßig wenig unter modernen Gesichtspunkten durchforscht ist. Hier haben wir jetzt kürzlich erst wiederum ein Kollektiv angesetzt, das die hormonalen Verhältnisse, die Blutzusammensetzung, die vasomotorischen Fragen mitsamt der Herzfunktion, die Grundumsatzfragen und das Verhalten der Nahrungsstoffe, besonders das Eiweiß studiert. Auch hier hilft uns die Sächsische Akademie aus nie versagender Fürsorge.

Unter den sehr vielen Problemen, die die Praxis täglich immer wieder aufwirft, möge nun als letztes noch das Krebsproblem in ein paar Hinweisen gestreift werden. Der grundlegend wichtigste Gesichtspunkt ist die Frühdiagnose, besonders des Gebärmutterkrebses, der durch seine Häufigkeit und als Würger besonders der Frauen zwischen 30 und 55 Jahren eine überragende Rolle spielt. Aufmerksamkeit des Arztes, Beachtung der gefährdeten Stellen und einige spezifische Hilfsmittel sind erste Voraussetzung. Wichtig ist die Anschauung der fraglichen Stellen mit 12 facher Vergrößerung im Kolposkop; selbstverständlich wird diese besondere Methode in der Klinik gründlich angewandt.

Daneben als sehr bedeutsame Ergänzung steht die sorgfältige Untersuchung der abgestoßenen Zellen durch Färbung (Papanicolaou) oder im Phasenkontrastmikroskop. Die Papanicolaou-Methodik haben wir zunächst mit der unermüdlichen Hilfe der Sächsischen Akademie eingeführt und praktisch für Ärzte und Kliniken brauchbar gemacht. Jetzt ist sie eine Routinemethode von hohem Wert, die mit 93—95% Treffsicherheit rechnen kann. Beide, die Kolposkopie und die Zytologie sind sehr wirksame Suchmethoden, vor dem Entschluß zur Intensivbehandlung muß aber der einwandfreie mikroskopische Gewebsnachweis geführt sein. In der Bekämpfung des Unterleibskrebses spielt nun neben der Operation die Strahlentherapie eine sehr bedeutende Rolle. Voraussetzung ist die genaue Dosierung. Für Wirkungsprüfungen am lebenden Organismus gibt es nur wenige brauchbare Objekte. Prof. Gersch (jetzt Jena) und Dozent Dr. Möbius prüften leicht erreichbare Tiere und konnten an einem niederen Wurm (Enchytraeen) und an der Mückenlarve (Corethra) nach verschieden dosierten Bestrahlungsdosen Kernveränderungen und Protoplasmaveränderungen erzielen. Die Pericardialzellen am Herzschlauch der Corethra zeigten eine elektive Reaktion. Es wird die weitere Ausarbeitung auch von anderer Seite zeigen, ob in der Praxis der Röntgentherapie sich dieses Objekt genügend wird auswerten lassen. Biologische Objekte sind aber für Röntgenstrahlendosierung am Menschen wichtiger als physikalische. Vorläufig müssen wir die exakte physikalische Grundlage für die Strahlentherapie immer wieder überprüfen. Dozent Dr. Möbius hat sich sehr intensiv um die genaue Radiumdosierung bemüht. Mit Hilfe des schon genannten, sehr leistungsfähigen Dosierungsinstrumentes (Kondiometer) und kleiner Kondensatorkammern ist es ihm gelungen, die Dosisverteilung unserer Radium-Kombinationen auf kürzeste Abstände genau zu ermitteln und Isodosenkurven darüber aufzustellen. Nunmehr gelingt es im Einzelfall, die Strahlenmenge genau räumlich so anzubringen, daß der bestmögliche Erfolg erzielt wird. Die exakt dosierte Strahlentherapie des Gebärmutterkrebses hat sehr erfreuliche Resultate erzielen können, die denen der operativen Therapie gleichwertig zur Seite stehen. In den letzten Jahren haben wir bei Durchführung der operativen- und Strahlentherapie große wirksame Hilfen im Kampf gegen die Krebsgeschwulst bekommen. Das wichtigste Hilfsmittel ist das Penicillin, das in einer Dosis von 2—3 Mill. Einheiten einen starken Schutz gegen Wundinfektionen gewährt; das ist beim häufigen Gebärmutterhalskrebs deshalb besonders wichtig, weil dieses Gewebe stets mit Krankheitskeimen infiziert ist, die früher die Hauptgefahr der Eingriffe waren. Die zweite Verbesserung ist eine leistungsfähige, für die Unterleibsoperationen besonders geeignete Narkose, die in den Lymphraum um den Rückenmarkssack appliziert wird, die Peridural-Anästhesie. Eine dritte bedeutende Risikoherabsetzung ist die Bluttransfusion während und evtl. nach der Operation. Dazu sind Blutkonserven zu beschaffen und jeder Zeit erreichbar in der sogenannten Blutbank aufzubewahren. Dozent Dr. Aresin hat sich um diese Einrichtung sehr intensiv bemüht. — Mit weiteren sorgfältigsten klinischen Voruntersuchungen und Vorbereitungen ist es uns gelungen, die Mortalität der großen Krebsoperationen auf ca. 1% herabzudrücken, nun schon in einer Serie von 400 derartigen Eingriffen. So wie die Verhältnisse heute liegen, können wir nur ca. die Hälfte aller Behandelten auf 5 Jahre und dann erfahrungsgemäß weiter gesund machen und erhalten. Bezieht man die Heilungsziffer auf alle, der Klinik zugegangenen behandelten oder auch nicht behandelten Frauen, dann leben nach 5 Jahren noch 37% gesund. Beachtet werden muß, daß bei solchen Statistiken nach den Todesursachen im einzelnen nicht geforscht werden kann; deshalb muß eine natürliche Absterbequote von ca. 20—25% in Betracht gezogen werden. Trotzdem ist der Erfolg noch nicht befriedigend, die Frauen müssen früher zur Behandlung kommen, die Ärzte müssen sie mit besonderer Aufmerksamkeit zu erfassen versuchen. Deshalb ist jetzt eine großzügige Krebsbekämpfungsaktion im Aufbau; die einzelnen Kreise bilden Kreisbetreuungsstellen, in denen die Krebsbekämpfungsaufgaben, die zentral gelenkt werden, sorgfältig überwacht werden müssen. Nur durch intensive Mithilfe aller beteiligten Kreise kann es gelingen, die Menschheit von dieser schrecklichen Geißel zu befreien.

Neben den großen Schwesternfächern, der inneren Medizin, der Chirurgie und auch der Kinderheilkunde steht die Frauenheilkunde als besonders großer Auftrag mitten im vollsten Leben, ja unmittelbar an der Wiege unseres Volkes. Nur aufmerksamste und aufgeschlossenste Verbundenheit mit allen Schichten unseres Volkes, mit seinen Freuden und seinen Leiden vermag ihr Wirken so zu gestalten, daß die Gesundheit unserer Frauen aufs beste behütet, erhalten oder wieder hergestellt wird. Der Staat läßt uns dabei durch großzügige materielle und personelle Hilfe im Rahmen einer schönen, leistungsfähigen Klinik wirksame Förderung angedeihen, unsere Sächsische Akademie hat für unsere Bitten und Anträge stets ein offenes Ohr und uneingeschränkte Bereitwilligkeit gehabt, wir hoffen durch Erfolge unserer Arbeiten am Kranken unseren Dank dafür abtragen zu können.

FSC
www.fsc.org
MIX
Papier | Fördert gute Waldnutzung
FSC® C083411

Zeitfracht Medien GmbH
Ferdinand-Jühlke-Straße 7
99095 Erfurt, Deutschland
produktsicherheit@kolibri360.de